防控新冠肺炎
膳 食 读 本

中国营养学会科普与传播部 编

化学工业出版社

·北京·

内 容 提 要

　　《防控新冠肺炎膳食读本》内容源自中国营养学会各分会组织编写的专家共识或知名营养学家撰写的膳食建议。从饮食和营养健康角度探讨新冠肺炎疫情期间不同人群日常的膳食建议，涉及社区居民膳食建议，上班族膳食建议，儿童、孕妇、素食者膳食建议，老年人膳食建议，肿瘤患者膳食建议，糖尿病患者膳食建议。书中还介绍了蛋白质、钙、碘等重要营养素的合理摄入建议，并收入了中国营养学会临床营养分会制订的针对新冠肺炎患者的关于防治新型冠状病毒肺炎的营养建议。

　　《防控新冠肺炎膳食读本》可供我国一般居民日常生活中防控新冠肺炎时阅读，也可供临床医学工作者参考。

图书在版编目（CIP）数据

防控新冠肺炎膳食读本／中国营养学会科普与传播部编．—北京：化学工业出版社，2020.5（2022.4重印）
ISBN 978-7-122-36084-7

Ⅰ．①防… Ⅱ．①中… Ⅲ．①日冕形病毒-病毒病-肺炎-预防（卫生）-膳食营养 Ⅳ．① R563.101 ② R151

中国版本图书馆 CIP 数据核字（2020）第 081945 号

责任编辑：傅四周　　　　　　　　装帧设计：李子姮
责任校对：王素芹

出版发行：化学工业出版社
　　　　　（北京市东城区青年湖南街13号　邮政编码100011）
印　　装：涿州市般润文化传播有限公司
880mm×1230mm　1/32　印张3¾　字数51千字
2022年4月北京第1版第5次印刷

购书咨询：010-64518888
售后服务：010-64518899
网　　址：http://www.cip.com.cn
凡购买本书，如有缺损质量问题，本社销售中心负责调换。

定　　价：20.00元　　　　　　　　　　　版权所有　违者必究

《防控新冠肺炎膳食读本》编写工作组

学术顾问

杨月欣

组织编写

中国营养学会科普与传播部

编　　委（按姓名汉语拼音排序）

陈超刚　陈继华　陈　伟　陈裕明

戴永梅　葛　声　黄　磊　赖建强

雷　敏　李光辉　李新莉　李增宁

刘爱玲　刘景芳　刘　兰　刘晓军

刘英华　马三强　马　啸　任向楠

单毓娟　盛晓阳　史文丽　苏宜香

孙桂菊　　孙建琴　　孙文广　　汪之顼

王重建　　杨　虹　　杨年红　　杨勤兵

姚　颖　　衣明纪　　游　川　　于　康

曾　果　　张片红　　张　谦　　赵　艳

总 策 划

丁　昕　王晓黎

执行策划

李玉欣　张亚捷

序

随着新冠疫情的发展变化，社区居民该如何防范？老年人、孕妇、婴幼儿、儿童又该如何避免交叉感染？越来越多的企业和员工开始加入返工复工的行列，上班期间该如何做好防范？

研究证明，科学合理的营养膳食能有效改善营养状况、增强抵抗力，有助于新型冠状病毒感染的肺炎防控与救治。

中国营养学会科普与传播部针对新型冠状病毒感染的肺炎防控和救治特点，结合《中国居民膳食指南》（2016）对2岁以上健康人群的饮食指导，组织专家围绕"合理膳食提高免疫力"撰写一系列科学共识和科普文章，供不同人群参考。

平衡膳食带来的良好的营养状况是维持人体功能和健康的物质基础，也是保障人体免疫系统正常工作的基础，对提高机体免疫力、降低疾病风险有重要的保障作用。

平衡膳食的目标是最大程度地满足人体营养和生理功能的需要。

一是食物多样、谷物为主，保证能量供应。

二是多摄入蔬菜水果、奶类和豆类，尽量多吃深色蔬菜，提高微量营养素和植物化合物的摄入。

三是适量摄入鱼肉蛋奶，确保优质蛋白质类食物的摄入，不吃野味。

四是少油盐糖，不抽烟喝酒，减少炎症发生。

五是吃动平衡，健康体重，在家里也要有至少半小时的活动。

六是杜绝浪费，兴新食尚，主要提示大家食物购买、家庭厨房卫生和饮食安全方面应该注意的事项。

全国人民上下同心、众志成城，一定能够打赢这场疫情防控阻击战，守护好人民群众生命安全和身体健康。

杨月欣

中国营养学会理事长

2020 年 3 月

目录

001　　第一章　社区居民膳食营养与健康管理建议

011　　第二章　上班族膳食营养与运动建议

017　　第三章　儿童、孕妇、素食者膳食建议

041　　第四章　老年人膳食建议

047　　第五章　肿瘤患者膳食建议

055　　第六章　糖尿病患者膳食建议

063　　第七章　常见营养素及食材小贴士

064　　第一节　健康生命的物质基础——蛋白质

070　　第二节　补钙——一场持久战

077　　第三节　预防贫血——除了铁还有铜

081　　第四节　碘盐和非碘盐，不同人群不同选择

086　　第五节　新型冠状病毒时期蔬菜食用方法——实践篇

092　　第六节　西蓝花——蔬菜界的"蔬菜之王"

098　　第七节　茶——营养价值多

107　　附录　关于防治新型冠状病毒肺炎的营养建议

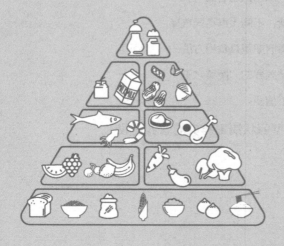

第一章

社区居民膳食营养与健康管理建议❶

---

❶ 节选自中国营养学会社区营养与健康管理分会组织编写的《社区居民防控新冠肺炎疫情居家膳食营养与健康管理共识》。

编写组专家

李增宁　中国营养学会常务理事、中国营养学会社区营养与健康管理分
会主任委员，河北省精神卫生研究所所长，河北医科大学第一
医院副院长兼临床营养科主任

陈超刚　中国营养学会社区营养与健康管理分会常务委员、中山大学孙
逸仙纪念医院副主任医师

陈裕明　中国营养学会社区营养与健康管理分会副主任委员、中山大学
公共卫生学院教授

刘爱玲　中国营养学会社区营养与健康管理分会副主任委员、中国疾病
预防控制中心营养与健康所研究员

杨　虹　中国营养学会社区营养与健康管理分会副主任委员、广西壮族
自治区疾病预防控制中心慢性非传染性疾病防制所主任医师

雷　敏　中国营养学会社区营养与健康管理分会常务委员、河北医科大
学第三医院副教授

史文丽　中国营养学会社区营养与健康管理分会常务委员、中国康复研
究中心北京博爱医院副主任营养师

王重建 中国营养学会社区营养与健康管理分会常务委员、郑州大学公共卫生学院教授

马三强 中国营养学会社区营养与健康管理分会常务委员、晋城市营养师协会理事长

刘 兰 中国营养学会社区营养与健康管理分会秘书长、北京营养师协会秘书长

秘 书

胡环宇 中国营养学会社区营养与健康管理分会秘书、河北医科大学第一医院技师

审稿专家

丁钢强 中国营养学会副理事长、中国疾病预防控制中心营养与健康所所长

孔灵芝 健康中国行动推进委员会专家咨询委员会委员、中华预防医学会健康传播分会主任委员

赵 耀 中国营养学会理事、北京市疾病预防控制中心营养与食品卫生所所长

防控新冠肺炎疫情期间，居家多和外出少，中国营养学会社区营养与健康管理分会制定居家膳食营养与健康管理共识，供社区居民和社区健康管理者参考。

一、确保食物卫生安全，保持良好饮食习惯

尽量选择新鲜食材，采购食品进家后首先去掉外包装，及时用流动水清洗。冰箱生熟分开储存。

食物制备生熟分开，熟食二次加热要热透。每次进餐前确保认真洗手，提倡分餐和使用公筷、公勺。杜绝购买和食用野生动物。

二、根据体重和健康需要，合理摄入能量和蛋白质

长期居家生活，活动减少，应控制总能量摄入，保持健康体重，监测体重、腰围，以防体重快速增加。

适当控制谷类摄入量并增加全谷类食物的比例，包括燕麦、荞麦、红薯、杂豆类食物。

适当增加优质蛋白质类食物摄入量，优选鱼、禽、蛋、瘦肉、奶、大豆及其制品。

尽可能避免摄入肥肉、烟熏和腌制肉制品，烹调选用植物油并限制在每人每日25克或以内，烹调方式多采用蒸煮焖等少油的方式，避免油炸，少油煎。

三、应保证日常膳食中足够丰富的维生素、矿物质和膳食纤维

居家期间如果各类食物来源充足，则应充分考虑到膳食中应含有丰富的维生素、矿物质和膳食纤维等。蔬菜每天500克以上，水果每天200～350克。每餐有蔬菜，每天吃水果。有计划多选择深绿色和红黄色蔬菜水果，推荐菠菜、紫甘蓝、胡萝卜、西蓝花、番茄及橙橘类、苹果、猕猴桃等。

适量吃核桃、花生、瓜子等坚果，每日20克为宜。每1～2天进食菇类、木耳、海带等菌藻类食物。

在疫情防控期间建议减少外出时，根据家庭人数规划2～3天的蔬果采购量，建议三口之家一次采购6种蔬菜各500克，3种水果各500克或以上。

四、保证充足液体摄入量

足量饮水很重要，成年人每天7～8杯（1500～1700毫升），必要时可增加饮水量，建议饮用白开水或淡茶水；不喝或少喝含糖饮料。

饭前饭后适量饮用清淡的菜汤、鱼汤、鸡汤等。不建议饮酒，尤其在疫情流行期间避免聚餐饮酒。果汁不能替代新鲜水果。

五、儿童及青少年的居家膳食营养原则

三餐合理进食，认识食物，学习烹饪，学习营养科学知识和实施健康饮食行为。不吃或少吃零食，足量饮水，每天饮水800～1400毫升，其中6～10岁学生每天800～1000毫升，11～17岁学生每天1100～1400毫升。首选白开水，不喝或少喝含糖饮料。不偏食节食，不暴饮暴食，保持适宜体重增长。合理用眼，每天坚持做眼保健操，眺望远方，保护视力。保证每周5次运动，可选择在阳台进行拉力、仰卧起坐等活动。

六、老年人及常见慢性病患者居家膳食营养原则

老年人要少量多餐，选择易于咀嚼、吞咽和消化的软食，必要时制成半流质、混合流质食物。注意补充足量优质蛋白质，必要时可辅助蛋白质粉剂，每日 1 ～ 2 次，每次 10 ～ 15 克。

高血糖与糖尿病患者控制总能量摄入，三大宏量营养素比例适当，多选择升糖指数低的全谷类食物，维生素、矿物质和膳食纤维应充足，按时有规律进餐。

高血压、血脂异常与心血管病患者控制总能量摄入，保持健康体重，烹调食盐每天少于 5 克，避免摄入含盐较高的调味品、加工食品等咸味食物；限制脂肪摄入，增加单不饱和脂肪酸；适当多选择深海鱼、大豆制品和燕麦、红米、红薯、玉米、小米等；戒烟酒。

高尿酸血症与痛风患者低嘌呤饮食，严格控制肉、鱼进食量，多吃新鲜蔬菜和水果；多饮水，每日 2000 ～ 3000 毫升；戒酒。

慢性病患者可通过电话或网络，向医院或社区专业营养师咨询营养健康管理问题。

七、睡眠充足，规律起居

每天保持7个小时以上睡眠；天天运动，减少久坐时间，每小时起来动一动。身体活动时间每日不少于60分钟。

推荐的活动方式有八段锦、太极拳、俯卧撑、仰卧起坐、举哑铃、跳绳、骑固定单车、跑步器跑步和室内舞蹈。可以多到阳台或开阔地带运动以增加日照时间。

八、特殊营养食品的补充

如果食物来源有限，或食欲较差、进食不足，可以咨询专业营养师，补充营养强化食品、特殊医学用途配方食品或针对性的营养素补充剂。社区居民常需要通过营养补充剂补充蛋白质、维生素、矿物质和膳食纤维。

维生素C推荐摄入量每日超过100毫克，有接触新冠病毒感染患者或已经感染者，可增加至200～500毫克或以上。

日照不足者，可补钙和维生素D。

膳食纤维推荐摄入量每日为25 ～ 30克。各种微量营养素需要量可参照中国营养学会《中国居民膳食营养素参考摄入量（2013版)》。

参考文献

1.中国营养学会.中国居民膳食营养素参考摄入量（2013版）[M].北京：科学出版社，2014.

2.中国营养学会，中国医师协会，中华医学会肠外肠内营养分会.新型冠状病毒感染的肺炎防治营养膳食指导.https://www.cnsoc.org/othernews/5320002010.html，2020.2.8.

3.国家卫生健康委员会.新型冠状病毒感染的肺炎诊疗方案（试行第五版）.http://www.gov.cn/zhengce/zhengceku/2020-02/05/content_5474791.htm.2020.2.5.

4.中国营养学会.中国居民膳食指南（2016）[M].北京：人民卫生出版社，2016.

5.孙秀发，凌文华.临床营养学[M].第3版.北京：科学出版社，2016.

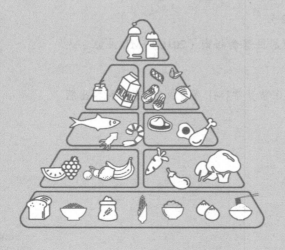

第二章

上班族膳食营养与运动建议

编写专家

李增宁　中国营养学会常务理事、中国营养学会社区营养与健康管理分
　　　　会主任委员，河北省精神卫生研究所所长，河北医科大学第一
　　　　医院副院长兼临床营养科主任

针对新冠疫情，广大上班族应如何加强营养增强自身机体抵抗力呢？不妨先从健康饮食入手吧！

一、坚持合理膳食，保证饮食卫生

1.分餐保健康，注意餐前卫生

要减少在公共场合聚餐以免造成互相传染，导致疫情扩散。食堂、餐厅中排队打饭区域是人流量最大、密度最高的区域，尽量做到错峰就餐，避免人员密集。

尽量做到坐下吃饭的最后一刻才摘口罩，避免面对面就餐，避免就餐时说话，同时提倡分餐制，以减轻同时就餐可能带来的感染风险。对于食物的加工，一定要蒸熟煮透，不吃野味。

对于食堂、餐厅和饭馆要加强餐（饮）具的消毒，避免因餐（饮）具消毒不到位造成互相传染。电梯间、食堂及办公室等公共场所都属于高危区域，尽量减少接触公共场所的公共物品和部位。从公共场所返回、咳嗽手捂之后、进餐前，用洗手液或香皂在流动水下洗手，或用含酒精成分的免洗洗手液洗手。一定要注意餐前卫生，避免病从口入。

2.谷类为主，薯类、杂豆类搭配

建议每天摄入谷薯类食物250～400克，其中全谷物和杂豆类50～150克，薯类50～100克。

做到每餐都有米饭、馒头、面条等主食，尽量保证谷薯类食物的种类达到每日三种以上。

谷物类推荐：小麦、稻米、大麦、燕麦、玉米、高粱、小米、荞麦等。

薯类推荐：土豆、红薯、山药等。

杂豆类推荐：红豆、绿豆、豌豆、蚕豆等。

3.增加蔬果

建议餐餐有蔬菜，保证每天摄入300～500克蔬菜，深色蔬菜占到1/2左右；天天吃水果，保证每天摄入200～350克新鲜水果，果汁不能代替新鲜水果。

蔬菜推荐：白菜、菠菜、番茄、黄瓜、芹菜、西蓝花、胡萝卜、洋葱等。

水果推荐：苹果、香蕉、梨、柚子、橘子、猕猴桃等。

4.适当增加鱼、禽、奶、蛋及大豆摄入量，坚果不过量

每周吃鱼400～500克，禽畜肉300～500克，蛋类280～350克，平均每天摄入总量150～200克左右。每天吃各种奶制品，相当于液态奶300克，可以适当饮用酸奶。大豆及其制品每天30克左右。坚果一周50～70克之间。

对于患有高血压、高血脂及糖尿病的人来讲，要控制肥肉及动物内脏的摄入量。

推荐：深海鱼肉、牛肉、鸡胸肉、瘦猪肉、豆干、豆腐、腰果、牛奶等。

二、坚持日常身体活动

由于疫情的影响，对于某些白领上班族健身房也不

能再去。建议可以居家或在单位人群稀少的地方进行适当的身体活动，因地制宜采取适合自己的身体活动方式，尽可能利用工作间隙或家务劳动的机会进行锻炼。

减少久坐的时间，每小时起来活动一下身体。这样做一方面能够促进血液循环，增强机体抵抗力；另一方面又能够舒缓身心，调节心理状态。

吃动平衡是维持身体健康的基础，上班族由于工作原因，很多人都存在饮食不规律、营养摄入不均衡以及身体活动量少的问题。希望给出的饮食及身体活动建议能帮助广大上班族养成一个良好的饮食习惯，尤其是在疫情期间，希望能够通过合理膳食，达到增强机体抵抗力的目的，为抗击疫情做出应有的贡献。

参考文献

1. 中国营养学会. 中国居民膳食指南（2016）[M]. 北京：人民卫生出版社，2016.

2. 国务院应对新型冠状病毒感染的肺炎疫情联防联控机制. 关于印发公共场所新型冠状病毒感染的肺炎卫生防护指南的通知（肺炎机制发 [2020]15 号）. [EB/OL]. http://www.nhc.gov.cn/jkj/s7916/202001/d9ae8301384a4239a8041d6f77da09b6.shtml.

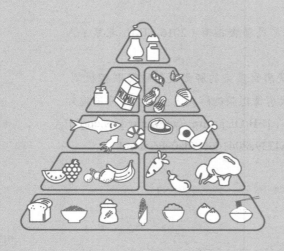

第三章

儿童、孕妇、素食者膳食建议 ①

---

① 主选自中国营养学会妇幼营养分会组织编写的《新冠疫情防控期间妇幼人群居家膳食/喂养指导建议》，素食者膳食建议选自中国营养学会社区营养分会组织编写的《儿童、孕妇、素食者等特殊人群防治新冠病毒的饮食营养建议》。

编写组专家

汪之顼　中国营养学会妇幼营养分会主任委员，南京医科大学公共卫生学院儿少卫生与妇幼保健学系主任、营养与食品卫生学系副主任（兼）

赖建强　中国营养学会妇幼营养分会副主任委员、中国疾病预防控制中心营养与健康所副所长

曾　果　中国营养学会妇幼营养分会副主任委员、四川大学华西公共卫生学院教授

主要审稿专家

苏宜香　中国营养学会妇幼营养分会荣誉主任委员、中山大学教授

杨年红　中国营养学会妇幼营养分会秘书长、华中科技大学公共卫生学院营养与食品卫生系教授

盛晓阳　中国营养学会妇幼营养分会副主任委员、上海交通大学医学院附属新华医院发育行为儿童保健科主任医师

李光辉　中国营养学会妇幼营养分会副主任委员、首都医科大学附属北京妇产医院围产医学部副主任兼围产内分泌代谢科主任

戴永梅　中国营养学会妇幼营养分会委员、南京市妇幼保健院营养科主任医师

衣明纪　中国营养学会妇幼营养分会委员、青岛大学附属医院儿童保健科主任医师

游　川　中国营养学会妇幼营养分会委员、首都医科大学附属北京妇产医院健康教育科主任医师

　　为了帮助与新冠疫情做斗争的广大群众，特别是妇幼人群做好居家健康生活，中国营养学会妇幼营养分会组织专家研究并提出妇幼人群（孕妇、乳母和0～6岁儿童）居家膳食/喂养指导建议以及儿童、孕妇等特殊人群防治新冠病毒的饮食营养建议。

一、合理膳食和良好喂养对妇幼人群营养具有重要意义

　　2019新型冠状病毒感染性肺炎疫情，致病原是

2019新型冠状病毒，世界卫生组织将该病毒命名为COVID-19。对于这种刚刚出现的新型病毒毒株，目前尚未研发和生产出有效的防护疫苗，而且对病毒感染也缺少特效药物，因此阻断病毒传播和增强身体抵抗力是两个最行之有效的措施。妇幼人群是特定人群更是脆弱群体，婴幼儿免疫系统处于相对不成熟状态，但也是处于快速发展完善过程中。孕、产妇由于特殊生理状况，免疫系统承受自身和外在双重压力。这也是儿童和孕妇、乳母是新型冠状病毒感染易感人群的原因。营养是身体免疫功能的物质基础，良好营养能有效保障机体免疫功能发挥作用，增强抵抗病毒感染能力，尤其是对于生长发育状态的免疫系统尤为重要。因此，在当前特殊时期，更需要科学合理地安排居家饮食生活，从容面对孕妇、乳母营养和婴幼儿喂养中的各种问题。

二、孕妇、乳母居家膳食总体建议

对于成年人群，无论是怀孕妇女，还是产后乳母，如果食物供应和生活条件许可，建议遵循《中国居民膳食指南》（2016）和《中国妇幼人群膳食指南（2016）》安排日常膳食。

鉴于防控疫情所采取的各种应急措施，如果食物采购、供应受限，在膳食安排时应考虑最大限度地满足身体营养需求，请参考以下建议。

1.尽量做到每日食物多样化

食物多样对于实现平衡膳食、获得比较理想的营养素摄入非常有效。食物多样包括食物大类别的覆盖和保持一定量食物品种。按照膳食指南的要求，每天的膳食应包括谷薯类、蔬菜水果类、畜禽鱼蛋奶类、大豆坚果类等食物；平均每天摄入12种以上食物，每周25种以上，孕妇、乳母膳食中食物种类应该比普通人更多。在食材供应的时效性相对受限的情况下，应首先保证每日膳食能覆盖各种大类别的食物。受食物供应时效性影响最突出的首先是新鲜绿叶蔬菜、水果，其次是新鲜鱼虾肉类、新鲜乳品，可以通过相应的措施加以弥补。

2.食材采购与储备

在居住区域受到管制、外出受限的情况下，可以利用有限的外出采购时机，优先购买和储存以下各类食材。

（1）鱼虾和肉类

优先考虑冷冻的瘦猪肉、牛肉或羊肉等红肉，以及冷冻的虾仁、海鱼等。不建议过多采购烟熏、腊制类鱼、肉制品。必要时，可适量选取高温灭菌包装（软、硬罐头）的卤煮肉制品、鱼制品，或少量选取肉松、鱼松等。少选油炸的鱼、肉制品。

（2）蛋类

蛋类营养丰富、食用便利，也适宜较长期储存。宜储存一些鲜蛋供两周内食用。

（3）蔬菜

优先选择耐储存的根茎类蔬菜，如洋葱、绿色萝卜、胡萝卜、莴笋，保存期长的大白菜、包心菜、青椒、南瓜、冬瓜等，以及可以长期保存的干的菌藻类，如木耳、香菇、紫菜、海带、裙带菜。马铃薯、红薯、山药等含淀粉多的根茎类食物，虽然既可作为蔬菜，也可作为主食，可以丰富食物种类，但不建议长期、大量作为蔬菜食用。不建议大量食用晒干或天然风干的叶菜类，以及腌制或罐头包装的蔬菜。冷冻干燥的蔬菜相对较好，但目前缺少日常采购渠道。

（4）乳类

一般情况下，灭菌包装液体牛奶可以较长期保存，在营养上与普通鲜牛奶也没有明显差别，可以适当采购和储存。酸奶需要冷藏保存，保质期一般也能在两周以上。在不能获得液态奶的情况下，可以选择全脂奶粉。对于孕产妇和较大儿童来讲，孕产妇奶粉和婴幼儿配方奶粉都是营养素强化食品，在营养上比鲜奶更有优势。如果不讨厌配方奶粉的口味，建议优先选择合适的配方奶粉。奶酪也是重要的乳制品，是乳类中酪蛋白的制成品，水分含量低，蛋白质含量高，便于运输，适宜长期保存，也可作为乳类食物的选择，但奶酪没有配方奶粉营养全面。

（5）豆类

优先选购和储备大豆（黄豆）和绿豆。豆类及其制品是平衡膳食中的重要类别，而且干豆类食材特别适合储备和后续的加工。大豆富含优质蛋白质、必需脂肪酸和磷脂，既可以加工豆浆，也可以泡发成黄豆芽弥补蔬菜不足，还可以高压蒸熟后直接食用。绿豆食用性状好，便于烹煮，广受欢迎。蔬菜不足时，可将绿豆发芽用作蔬菜。豆类食物还富含叶酸，这对于缺少蔬菜等食物情况下获得叶酸营养特别有意义。各种豆制品也有一定的储备性能，如冻豆腐、豆干等，可以适量储备，但在特殊时期往往采购渠道受限。大部分市售的预包装豆浆（豆奶）含糖量较高，不推荐大量采购和储备。

（6）坚果类食物

富含蛋白质和部分微量营养素，营养价值较高，耐储存，是广受欢迎的食物，可适量储备，如葵花籽、花生、核桃、松子、开心果等。值得注意的是，因其脂肪含量高，是高能量食物，作为平衡膳食的构成，是推荐每日适量（每天15克）食用的食物。

（7）水果

在足量蔬菜的情况下，水果的食用价值更多在于调节饮食口味、增加饮食的愉悦度，对膳食的营养贡献次于蔬菜。可根据个人饮食喜好、耐储存性和可获得情况，酌情采购、储存。优先推荐苹果、梨、香蕉等富含果胶等膳食纤维的品种。

（8）烹调油和盐

油脂除了营养价值外，也是构成膳食美味的重要成分。推荐优先储备常见植物油品种，如大豆油、菜籽油、花生油和玉米油等。无须刻意追求橄榄油、亚麻籽油等网红油脂。油脂是高能量食物，注意避免油脂过量食用。烹调盐是居家必需品，除了提醒清淡口味少用盐以外，妇幼人群是加碘食盐的最主要目标人群，一定要选择加碘食盐。

3.食材品质和安全

在特殊时期食材供应受限的情况下，食品安全不能放松。采购各种食物、食材时，一定要查看生产日期和保质期。接近保质期的食物要谨慎采购，超过保质期的食物一定不要食用。对于一些容易腐烂变质的食物，如蔬菜、水果等，在不能完全丢弃的情况下，要认真仔细分拣，剔除腐烂蔬果。水分含量高的食材，要做好冷藏或冷冻保存。水发的干制品，泡水后不能长时间放置，可以通过煮沸方式，延长保质时间。

4.日常生活和饮食卫生

防控疫情期间的居家生活，除了加强个人卫生，每日洗澡、勤洗手外，加强食物加工烹制过程卫生意识很重要。餐具、容器、砧板、刀具、用具一定按生熟用途分开，处理生熟食物之间要洗手，减少凉拌、生拌食物，餐具要彻底清洗和消毒。

5.营养补充剂

在不能获得多样化膳食达到平衡膳食状态时，可以选择营养补充剂加以弥补。食材获得时效受限时，需要特别注意可能缺乏的营养素：如新鲜蔬菜缺乏，其对应缺乏的营养素可能是维生素C、维生素A原及矿物质；如新鲜瘦肉缺乏，可能对应缺乏的是蛋白质或B族维生素以及铁、锌等微量元素。为维持机体健康状况和对病毒一定的抵抗能力，可以选择单一或复合营养素补充剂或配方奶粉给予补充。

三、育龄妇女居家膳食建议

育龄妇女在防控疫情居家生活期间，其身心可能受到疫情信息、活动空间受限、生活状态异常的影响，其心理压力增大和精神紧张或情绪不佳、营养摄入不均衡等，再加上各种环境方面的不利因素，如居家环境消毒剂过度使用等，无法做到到位的备孕。此外，由于疫情对卫生保健资源造成的压力，疫情期间孕期保健服务也会面临各种挑战。尽管居家生活期间的妇女可能有更多的夫妻生活时间，但仍强烈建议有孕育计划的妇女注意采取适宜的避孕措施，推迟怀孕。

为了避免意外怀孕带来的不确定性，建议育龄妇女居家生活期间，每天进行半小时以上室内运动，如瑜伽类、仰卧起坐、原地立蹲，达到微微出汗状态，使身体保持在积极活跃状态。超重和肥胖者可尽量通过增加室内活动时间增加能量消耗，不建议通过控制进食量来减轻体重。蔬菜、水果等相对受限的情况下，须特别注意每日服用叶酸制剂或其他营养素补充剂，达到每日补充叶酸400微克。豆类食物富含叶酸，依据《中国食物成分表》数据，100克绿豆含有叶酸600微克叶酸当量。

四、孕期妇女的居家膳食建议

对于已经处于孕期的妇女，需要强调以下关键点。

1.把握好食物总量与身体活动量的平衡，做好体重管理

居家生活期间，尽管食物品种选择范围可能受限，但要注重安排好食物合理搭配、合理美味烹调，确保合理摄入各种食物，保障孕期营养摄入，并实现合理的孕期增重（不要饿瘦了）。同时也不要过度饮食，尤其是要控制高油脂、高热量的食物的摄入量，如避免摄入过多烹调用油、甜食等，以及过量坚果类食物。同时配合尽可能多的身体活动（如家务、室内健身等），避免体重过快增加（不要吃太胖了）。孕期合理增重的具体数据，请遵循孕期保健机构给予的相关指导。

2.确保重点营养食物的获取

每日获得100克瘦的红肉，食用碘盐，每日1～2个鸡蛋，孕早期每日300毫升液体奶，孕中晚期每日400～500毫升液体奶（牛奶、羊奶，鲜奶或配方奶，优先推荐配方奶）。最好能每周1～2次进食海产品（海鱼、海带、紫菜）。最好每日能食用500克新鲜蔬菜，而且一半以上为深绿色蔬菜，每日水果200～400克。

此种特殊情况下，推荐每日服用合适的含有叶酸、维生素A、维生素D、维生素C、维生素B_1、维生素B_2、维生素B_6、铁、锌、硒以及DHA（二十二碳六烯酸）的复合营养素补充剂。益生菌制剂可能有助于提高身体抵抗力，可以合理选用。补钙在短期内可能与防御病毒感染无关，此处不做重点推荐，尤其是如能每日摄入推荐量的乳制品，则无需补钙。

3.心情愉悦，轻松生活，避免焦虑

在疫情严重的情况下，居家避免外出是最为有效的预防措施。在遵循各种防护建议的前提下，无需过度担忧病毒疫情威胁。在相对封闭的居家生活中，仍然可以轻松享受当下的生活。对平衡膳食的追求也是相对的，尽管膳食指南要求每日膳食都要覆盖各种类食物，且最好达到一定的品种数，但如果短期内无法完全做到，也无需对此焦虑。任何焦虑，包括对膳食不当的焦虑都是徒劳无益的，而且对身体健康的不利影响甚至大于某些膳食细节。因此建议在愉悦生活的前提下，尽力安排平衡膳食即可。

五、哺乳期妇女（乳母）居家膳食及哺乳建议

哺乳期妇女处于身体恢复、心理适应和母乳哺喂婴儿的多重状态中，其中心理、睡眠、生活状态、饮食生活、营养摄入、乳汁分泌与照护婴儿各因素之间相互影响。居家生活本是产后妇女常规经历状态（月子生活），但遇到防御病毒感染疫情而处的居家生活与常规状态并不完全一样，将面临食物来源、照护人工作受限、病毒感染预防措施等诸多制约和影响，产妇（乳母）遭受更多、更重压力。对于疫情压力下居家生活或处于月子期

的乳母，需要强调以下关键点。

1.轻松生活、克服焦虑，有利于乳汁分泌

心理与情绪状态是影响哺乳期妇女乳汁分泌的最重要因素之一。虽然存在病毒疫情，但需要深信没有外出的居家生活状态，应该是防御病毒的有效措施。在封闭的家庭生活中，无须为病毒疫情威胁而过分焦虑。

对于2019新型冠状病毒感染母亲是否可以进行母乳喂养尚缺乏足够证据支持，但母乳亲授存在密切接触，对于疫情防控中得到不宜母乳喂养建议的母亲，也不要为此而焦虑。此种情况下母乳喂养的利弊不明，不需要为此纠结。

2.按自己的习惯愉悦饮食

与照护人充分沟通，或自己动手，在食材相对有限的条件下，按照自己的饮食喜好，同时兼顾膳食指南对平衡膳食的要求，选择合适的烹调方式，准备自己的饮食，无须与家人绝对吃不一样的食物。

3.确保重要食物的获取

应确保每日膳食中获得220克左右的鱼、禽、蛋、肉类（含动物内脏）。每日牛奶400～500毫升，如口味可接受，推荐选用营养强化的孕产妇奶粉。平均每日摄入相当于25克干大豆的豆制品，炒制或烤制的坚果10～15克。每日蔬菜类500克，其中绿叶蔬菜和红黄色等有色蔬菜占2/3以上，水果类200～400克。如新鲜蔬菜供应受限，可以多选耐储存的绿黄色根茎、茄果类蔬菜（如绿萝卜、胡萝卜、莴笋、番茄、茄子）以及干的菌菇类蔬菜。为适应不同地域的月子文化，蔬菜、水果可以蒸、煮、烫后温热食用。需要选用碘盐。

建议选用含有叶酸、维生素A、维生素D、维生素C、维生素B_1、维生素B_2、维生素B_6、铁、锌、硒以及DHA的复合营养素补充剂。益生菌制剂可能有助于提高身体抵抗力，可以合理选用。在防御疫情的应急状态下，对补钙不做重点推荐，尤其是如能每日摄入推荐量的乳制品，则无需补钙。

六、6月龄内婴儿母乳喂养建议

　　无感染或无疑似感染及没有医学观察要求的家庭中，请遵循已有的母乳喂养建议。由于疫情管制而缺少外出、不能获得室外阳光暴露的婴儿，需要注意及时、足量（每天400～800国际单位）补充维生素D（母乳喂养儿不需补钙）。因食物受限，乳母不能获得足够维生素A和胡萝卜素时，建议给婴儿补充维生素A，以确保其肠道和呼吸道的免疫能力。

　　由于疫情管制而需要暂时母婴分离的婴儿，需要改为人工喂养，请选择适合的婴儿配方奶粉喂养。

七、较大婴幼儿喂养建议和学龄前儿童居家膳食建议

　　为了减少儿童感染风险，除了加强对儿童的隔离防护、儿童个人卫生等措施外，合理喂养、加强营养，配合适度运动和充足睡眠，也是居家儿童疫情防控的重要

措施。为此，对于此年龄段儿童喂养和膳食营养提出建议，强调以下关键点。

1.两周岁以前婴幼儿继续给予母乳喂养

母乳富含免疫调节物质，对提高儿童抵御病毒能力有很大帮助。如果此前尚没有停止母乳喂养，对防控新型冠状病毒疫情是非常有利的。6月龄后母乳量不足或未能继续母乳喂养时，需按推荐量给予配方粉喂养。

2.克服饮食习惯干扰，确保每日摄入适量的肉鱼蛋类食物

肉鱼蛋类是最为突出的高营养素密度食物，是儿童摄入足量蛋白质和微量营养素的保障，有助于儿童免疫系统发育成熟和发挥功能。

对不同年龄段儿童的推荐食物量，请参考《婴幼儿喂养指南关键推荐示意图/平衡膳食宝塔》中建议量（如图1～图3）。

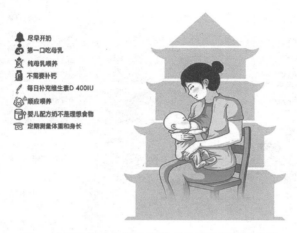

- 尽早开奶
- 第一口吃母乳
- 纯母乳喂养
- 不需要补钙
- 每日补充维生素 D 400IU
- 顺应喂养
- 婴儿配方奶不是理想食物
- 定期测量体重和身长

图1 中国6月龄内婴儿母乳喂养关键推荐示意图

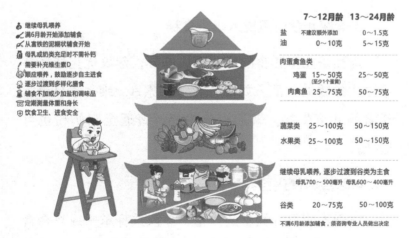

- 继续母乳喂养
- 满6月龄开始添加辅食
- 从富铁的泥糊状辅食开始
- 母乳或奶类充足时不需补钙
- 需要补充维生素D
- 顺应喂养，鼓励逐步自主进食
- 逐步过渡到多样化膳食
- 辅食不加或少加盐和调味品
- 定期测量体重和身长
- 饮食卫生、进食安全

	7~12月龄	13~24月龄
盐	不建议额外添加	0~1.5克
油	0~10克	5~15克
肉蛋禽鱼类		
鸡蛋	15~50克（至少1个蛋黄）	25~50克
肉禽鱼	25~75克	50~75克
蔬菜类	25~100克	50~150克
水果类	25~100克	50~150克
继续母乳喂养，逐步过渡到谷类为主食		
	母乳700~500毫升	母乳600~400毫升
谷类	20~75克	50~100克

不满6月龄添加辅食，须咨询专业人员做出决定

图2 中国7~24月龄婴幼儿平衡膳食宝塔

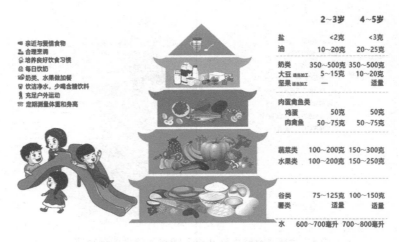

	2~3岁	4~5岁
盐	<2克	<3克
油	10~20克	20~25克
奶类	350~500克	350~500克
大豆 相当量	5~15克	10~20克
坚果 相当量	—	适量
肉蛋禽鱼类		
鸡蛋	50克	50克
肉禽鱼	50~75克	50~75克
蔬菜类	100~200克	150~300克
水果类	100~200克	150~250克
谷类	75~125克	100~150克
薯类	适量	适量
水	600~700毫升	700~800毫升

亲近与爱惜食物
合理烹调
培养良好饮食习惯
每日饮奶
奶类、水果做加餐
饮洁净水，少喝含糖饮料
充足户外运动
定期测量体重和身高

图3 中国学龄前儿童平衡膳食宝塔

3.确保儿童适量摄入奶类食物

奶类是儿童膳食的重要组成部分，建议优先选择营养强化的婴幼儿配方奶或强化维生素A、维生素D等营养素的儿童牛奶。普通液体牛奶、普通全脂奶粉也可选择。

4.必要时使用营养素补充剂

对于不能很好饮食的儿童，建议选择单一或复合含有维生素A、维生素D、维生素C、维生素B_1、维生素

B$_2$、维生素B$_6$、铁、锌、硒以及DHA的营养素补充剂。益生菌制剂、乳铁蛋白制剂、牛初乳食品等可能有助于提高身体抵抗力，有条件的可以合理选用。

八、素食者膳食建议

无论是否为素食主义者，均不能减少主食量。

对于素食者，要比一般人增加全谷物的摄入比例，每天三餐应至少保证有一次全谷物或杂豆类，比如荞麦粥、燕麦、玉米、小米绿豆粥、全麦粉面食等。

素食者的优质蛋白质主要来自植物，所以大豆类食物不可缺少，并且一定要做到足够的食用量。比如一天饮食中加入豆浆、炒豆腐、豆干，蒸米饭时加入泡涨的大豆。大豆蛋白质含有较多的赖氨酸，谷类蛋白质组成中赖氨酸含量较低。大豆类与谷类食物搭配食用，可以发挥蛋白质互补作用，显著提高谷类食物蛋白质的营养价值。

素食人群易缺乏n-3多不饱和脂肪酸，可选择富含n-3多不饱和脂肪酸的亚麻籽油、豆油、菜籽油、紫苏油等作为烹调油，海藻类也可作为n-3多不饱和脂肪酸的来源之一。

除了蔬菜水果，菌菇中丰富的维生素与矿物质，也可作为素食人群维生素（尤其维生素 B_{12}）和矿物质（如铁、锌）的重要来源。

除了以上提出的特殊人群需求，每天还要保证至少1500毫升水的摄入量，规律作息，适当进行体育活动。

九、特别说明

由于本次疫情为2019新型冠状病毒传播所致，该病毒株对人类健康的影响，包括致病机制、传染性、严重性和致命性还缺少充分的认识，更缺少其在妇幼人群的流行病学资料，本章建议只是基于营养学原理、人体营养需要和食物营养数据、已有防止病毒感染文献以及专业人员的研判而提出。

参考文献

1.国务院应对新型冠状病毒感染的肺炎疫情联防联控机制.关于印发近期防控新型冠状病毒感染的肺炎工作方案的通知（肺

炎机制发[2020]9号）[EB/OL].（2020-01-28）[2020-2-2].http://www.nhc.gov.cn/tigs/s7848/202001/808bbf75e5ce415aa19f74c78ddc653f.shtml.

2.国务院应对新型冠状病毒感染的肺炎疫情联防联控机制.关于做好儿童和孕产妇新型冠状病毒感染的肺炎疫情防控工作的通知.（肺炎机制发[2020]17号）[EB/OL].（2020-02-02）[2020-2-2].http://www.nhc.gov.cn/xcs/zhengcwj/202002/de2d62a5711c41ef9b2c4b6f4d1f2136.shtml.

3.民政部，国家卫生健康委.民政部、国家卫生健康委关于进一步动员城乡社区组织开展新型冠状病毒感染的肺炎疫情防控工作的紧急通知.（民发[2020]9号）[EB/OL].（2020-01-30）[2020-2-2].http://www.nhc.gov.cn/xcs/zhengcwj/202001/1d27e24c56fb47e3bb98d7e39c9ccb17.shtml.

4.杨月欣，葛可佑.中国营养科学全书[M].第二版.北京：人民卫生出版社，2019.

5.中国营养学会.中国居民膳食指南（2016）[M].北京：人民卫生出版社，2016.

6.中国营养学会妇幼营养分会.中国妇幼人群膳食指南（2016）[M].北京：人民卫生出版社，2019.

7.世界卫生组织.紧急状况下的婴幼儿喂养.https://www.who.int/nutrition/topics/emergencies/zh/.

8.中国医师协会妇产科分会母胎医师专业委员会，中华医学会妇产科分会产科学组，中华医学会围产医学分会，《中华围产医学杂志》编辑委员会.妊娠期与产褥期新型冠状病毒感染专家建议[J].中华围产医学杂志，2020，23（2）：73-79.

9.中国医师协会新生儿科医师分会，中国妇幼保健协会新生儿专业委员会，中华医学会围产医学分会，《中华围产医学杂志》编辑委员会.新生儿科2019新型冠状病毒感染防控专家建议[J].中华围产医学杂志，2020，23（2）：80-84.

第四章

老年人膳食建议

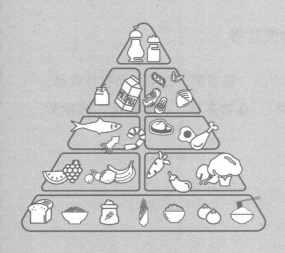

编写专家

孙建琴　中国营养学会老年营养分会副主任委员、复旦大学附属华东医
　　　　院临床营养中心

快速检测并控制病原体、有效果断阻断传播途径、保护易感人群，是最终战胜新冠病毒肺炎三个必不可少的重要环节。老年人免疫功能减弱，慢病、共病等基础性疾病的患病率高，是传染病的易感人群和高危易发人群。

增加营养，食养食补，是保证老年人健康、增强免疫力、减少感染风险、促进康复的基础。为此提出以下建议。

一、平衡膳食，合理营养

每天摄入5大类食品（粮谷类、豆类、动物性食品、蔬菜水果、油盐糖类），食物多样，合理搭配，包括荤素搭配和粗细搭配。

二、保证充足蛋白质摄入

蛋白质摄入量1.2 ～ 1.5克/千克❶，每天1个蛋，2杯奶（300 ～ 400毫升），50克豆制品，150 ～ 200克鱼虾肉类，在增加优质蛋白质的同时，提高钙铁锌硒等营养素摄入。以维护身体功能、增强免疫和修复能力。

三、餐餐有蔬菜

每天新鲜蔬菜300 ～ 500克，多选择菠菜、青菜、油麦菜、芹菜、西蓝花、胡萝卜等深色叶菜和根茎类蔬菜，增加维生素和抗氧化物的摄入。

四、天天吃水果

每天新鲜水果100 ～ 200克，多选择橙、橘、苹果、猕猴桃等，增加维生素C和矿物质的摄入。

---

❶ 为体重。

五、增加全谷物（燕麦、小米等）、薯类、菌菇、酸奶等食物

以保证膳食纤维和益生菌摄入，调节肠道菌群和免疫功能。

六、主动少量多次喝水

每天至少饮水1200毫升，可以选用淡茶水、果蔬汁、银耳红枣羹等，提供充足水分，保持口腔黏膜湿润和身体内环境的恒定。

七、其他建议

食物充分加热煮熟煮透，杀灭病原体。饮食宜清淡，忌油腻。食物细软，易于咀嚼和消化。

老年人在老年食堂、养老机构用餐应采用分餐制，避免交叉感染。使用严格消毒的餐具，做好手卫生，并做好食品留验，保证食品安全。

高龄老人和体弱消瘦的老年人，要在三餐基础上增

加2～3次加餐，可选用牛奶、鸡蛋、面包、糕点、水果等。

营养不良的老年人，在医生和临床营养师指导下，合理补充营养，包括维生素和矿物质、蛋白粉、肠内营养制剂/特殊医学用途食品。每日口服营养剂补充能量400～600千卡，同时提供丰富的优质蛋白、微量营养素以及增强免疫力的成分。

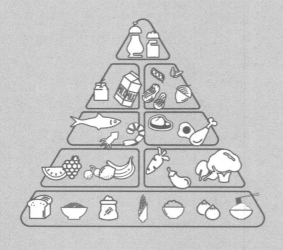

第五章

肿瘤患者膳食建议

编写专家

于　康　中国营养学会肿瘤营养管理分会主任委员，北京协和医院临床
　　　　营养科主任、教授

营养和膳食在新型冠状病毒（COVID-19）肺炎的防治方面扮演重要角色。虽然，相关的高水平研究证据仍嫌不足，但基于现有文献及临床实践，可以明确合理营养与膳食可改善免疫状况，为预防新型冠状病毒肺炎提供健康基础；同时，合理营养与膳食可改善营养状况，是新型冠状病毒肺炎患者综合治疗的重要支持性措施。

到目前为止，对健康群体，已有若干防治新型冠状病毒肺炎的营养建议发布。但当将目光聚焦于肿瘤患者，如何在防治新型冠状病毒肺炎大背景下保证合理膳食，则还有很多问题需要明确。为此，提出若干膳食建议，供肿瘤患者参考。

一、《中国居民膳食指南》(2016)是合理膳食的 重要基础

应该说，到目前为止，所有的关于防治新型冠状病毒肺炎的营养建议均基于中国营养学会发布的《中国居民膳食指南》(2016)，这是合理膳食的重要基础，应该也必须长期坚持。对肿瘤患者而言，其中保证在食物多样化基础上的均衡膳食尤为重要：

① 如果条件允许，每日食物种类超过12种，每周超过25种。

② 主食作为主要的能量来源不可或缺，全谷物、杂豆类、薯类应占据主食总量的30%以上，避免谷物过度精加工。

③ 每日摄入蔬菜300 ~ 500克，包括绿色、红色、橘红色、紫红色蔬菜等在内的深色蔬菜占比应超过50%，特别是红黄色或十字花科蔬菜尤应保障充分摄入。

④ 每日摄入水果200 ~ 350克，蔬菜和水果种类应

超过每日5种。

⑤ 摄入充足的鱼、禽、蛋、乳、豆类等富含优质蛋白质的食物，每日150～200克，适当限制红肉及加工肉类摄入。

⑥ 保证充足饮水，每天1500～2000毫升，规律有效饮水，建议选用白开水、矿泉水、温开水或淡茶水，避免各类饮料、浓茶和浓咖啡，避免饮酒。

⑦ 禁用野生动物、活禽、生冷和刺激性食品。

二、对已经感染新型冠状病毒肿瘤患者的营养建议

对已经感染新型冠状病毒肿瘤患者，除了遵医嘱积极治疗以外，还应在临床营养师建议下，遵循"营养筛查-营养评定-营养干预-营养监测"的四步骤原则和路径进行营养管理。

要避免或减轻能量及营养素缺乏或不足的情况，通过设计膳食，达到并维持合理体重，保持机体适宜的瘦体组织及肌肉量，改善体力状况，减少营养相关不良事件或疾病发生风险。

通过医学营养支持治疗，最大程度改善营养状况，维持适宜免疫力，提高生存质量，为综合治疗提供必要的基础。出现症状及具体措施如下。

1.出现厌食、纳差、早饱等消化系统症状

以医用膳食为首选，尽量满足每日能量、蛋白质、膳食纤维、微量营养素的摄入。对出现厌食、纳差、早饱等消化系统症状的患者，应调整餐次、食物质地及类型。可采用少量多餐原则，每日6～8餐。以流食或半流食为主。同时，注意维持水电解质平衡。

2.可经临床营养师评估及建议后使用营养素补充剂

在膳食摄入不足或不能时，或经生化检查或临床表现证实存在某类/某些营养素缺乏或不足时，可经临床营养师评估及建议后使用营养素补充剂，包括特殊医学用途配方食品（FSMP）、复合维生素和矿物质制剂等。

3.营养支持治疗方式选择

应遵循阶梯治疗原则。存在营养风险患者应及时补

充FSMP或进行口服营养补充（ONS）。如营养未改善或未满足60%目标能量需求超过1周，可依次选择肠内或/和肠外营养。

三、走出肿瘤营养膳食误区

误区1 肿瘤不能吃"发物"

所谓"发物"，是民间的传统说法，即认为某些食物（海产品，鸡、鸭、鹅肉，牛、羊肉等）可"导致疾病复发或加重"，因此不能进食。实际上，根本不存在所谓"发物"概念，上述食物恰是优质蛋白质的重要来源，如果盲目限制，将可能导致肿瘤患者膳食不平衡，营养不充分，造成肌肉萎缩，血浆蛋白降低，免疫力会进一步下降，导致营养不良和感染发生风险增高。

误区2 牛奶致癌

所谓"牛奶致癌"，源于国外报道的动物实验结果，即用含大量酪蛋白的饲料喂养老鼠，可增强黄曲霉毒素对大鼠的致癌作用。牛奶中所含的蛋白质主要为酪蛋白，故由此推导"牛奶致癌"。但这里面存在几个大的问题：

首先，老鼠实验结果不能直接推演到人身上。其次，该研究以酪蛋白为唯一蛋白质来源，这在人类自然膳食几乎是不可能出现的。还有，牛奶蛋白质含量约为3%，其中70%为酪蛋白。

每天饮用牛奶250毫升，摄入的蛋白质约8克，其中酪蛋白仅约6克，占每日蛋白质总量的8% ～ 10%。这与"以酪蛋白为唯一蛋白质来源"的动物实验情况截然不同。

误区3　希望将肿瘤细胞饿死

网上流传这样的说法，肿瘤患者吃得太多，会促进肿瘤细胞生长，而少吃或不吃可以饿死癌细胞。

实际上，国内外各类研究机构都没有看到营养支持会促进肿瘤细胞生长。而如果不进行营养补充，肿瘤细胞会掠夺正常细胞的营养，分解人体肌肉组织，最后饿死的是患者而不是肿瘤。

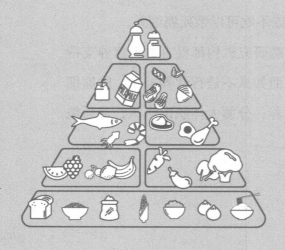

第六章

糖尿病患者膳食建议 ❶

---

❶ 内容源自中国营养学会糖尿病营养分会组织编写的《新冠肺炎防控期间糖尿病患者居家膳食建议》。

编写组专家

葛　声　中国营养学会糖尿病营养分会主任委员，上海交通大学附属第
　　　　六人民医院临床营养科主任、主任医师

刘晓军　中国营养学会糖尿病营养分会副主任委员，深圳市龙华区人民
　　　　医院临床营养科主任、主任医师

张片红　中国营养学会糖尿病营养分会副主任委员，浙江大学医学院附
　　　　属第二医院临床营养科主任、主任医师

孙文广　中国营养学会糖尿病营养分会副主任委员，中国福利会国际和
　　　　平妇幼保健院临床营养科主任、主任医师

杨勤兵　中国营养学会糖尿病营养分会副主任委员，清华大学附属北京
　　　　清华长庚医院临床营养科主任、主任医师

　　科学合理的饮食能有效改善营养状况、控制血糖、增强抵抗力，有助于新型冠状病毒肺炎的防控及糖尿病患者血糖的管理。血糖控制不佳的糖尿病患者抵抗力相对较差，容易并发感染性疾病，也属于易感人群。为了帮助广大糖尿病患者做好疫情防控期间科学饮食，保持

血糖稳定，中国营养学会糖尿病营养分会提出糖尿病患者居家膳食建议。建议广大糖尿病患者在做好个人卫生防护、注意食品安全的前提下，在饮食方面注意以下几点。

一、主食定量，粗杂粮占三分之一以上

主食是影响餐后血糖最重要的因素之一。糖尿病患者主食摄入量因人而异，应综合考虑患者的生理状况、营养状况、体力活动强度、血糖控制水平、胰岛功能以及用药情况等因素。主食摄入量可控制在每餐50～100克（生重）之间，不宜低于50克。血糖指数较低的全谷物、粗杂粮及杂豆类宜占主食摄入量的1/3至1/2，以利于餐后血糖控制。若目前居家活动比平时活动量明显减少，建议每餐可比平时酌情减少主食量5%～10%（每餐少吃2～3口主食）。

二、适当增加蛋白质的摄入量

高蛋白质饮食具有良好的饱腹感，有利于控制食

欲，同时也还有利于增强机体抵抗力。可适当增加优质
蛋白质的摄入，减少肥肉和加工肉制品的摄入。优质蛋
白质除了牛奶、鸡蛋、鱼虾、瘦肉等动物蛋白质之外，
还包括大豆及其制品。中餐和晚餐每餐应包括75克左右
的瘦肉类、鱼虾和/或大豆及其制品。糖尿病肾病的患
者不宜采用高蛋白质饮食，可在营养医师/营养师的指
导下，根据肾功能情况调整蛋白质摄入量。

三、多吃新鲜蔬菜，水果适量摄入

蔬菜能量密度低，膳食纤维含量高。增加蔬菜摄入
量可以降低混合膳食的血糖指数，有利于增加饱腹感和
控制血糖。不同种类、颜色的蔬菜和水果的营养特点不
同。糖尿病患者可采用3-2-1蔬菜模式安排每日的蔬菜。
3-2-1蔬菜模式是经过设计和优化的蔬菜模式，包括蔬
菜种类的选择和数量的建议。有两层含义：一层含义是
指全天蔬菜可按照绿色叶菜300克（如油菜、菠菜、苋
菜、卷心菜、茼蒿菜、白菜等）、其他种类蔬菜200克
（如茄子、青椒、番茄、白萝卜、豆角等，不包括土豆、

山药、南瓜、藕、慈姑、芋艿等）、菌藻类100克（如新鲜或水发的蘑菇、香菇、金针菇、海带、紫菜、黑木耳等）安排；另一层含义是指中餐或晚餐可按照每餐吃150克（3两）绿色叶菜、100克（2两）其他种类蔬菜及50克（1两）菌藻类。老年患者可适当减少蔬菜摄入量。

血糖稳定的患者可选择血糖指数较低的水果，如樱桃、李子、柚子、苹果、柑橘、梨、桃子、小番茄等。应合理安排食用水果的时间，可选择两餐中间或者运动前、后吃水果，每次中等大小水果1个（100～150克），每日1～2次。

四、奶类天天有，零食加餐可选坚果

奶类中含有丰富的钙和优质蛋白质，发酵奶更容易被人体消化吸收，有益肠道健康。建议每天食用300毫升液态奶或相当量奶制品。

瓜子、花生、杏仁、腰果、开心果、核桃、松子等坚果含有多种有益健康的脂肪酸、蛋白质、矿物质等营养素，也是春节期间家庭必备零食。可采用坚果作为零食，在两餐之间食用，建议每日10～15克。油脂类坚果脂肪含量高，不可过多食用。

五、清淡饮食，足量饮水，不饮酒

烹调油摄入过多会导致膳食总能量过高，从而引起超重及肥胖，对血糖、血脂、血压等代谢指标不利。因此，糖尿病患者应清淡饮食，注意选择少油的烹调方式，建议每日烹调用油量控制在30克以内，食盐用量不超过6克。不建议饮酒，特别是白酒。

水是生命之源，可以调节机体新陈代谢，促进体内代谢废物的排出，足量饮水有利于身体健康。饮用茶和咖啡对2型糖尿病患者也具有一定保护作用。建议每日饮水1500～1700毫升，提倡饮用白开水、茶水和咖啡。

六、适量运动，保持健康体重

宅在家里，尽可能减少久坐时间，每1小时起来动一动。建议每餐后在家中散步20～30分钟，也可根据自身条件在家中进行打太极拳、做操或跳舞等运动，以利于餐后血糖控制，保持健康体重，此时不建议减重。

七、规律作息，定时定量进餐

固定吃饭时间，一日三餐。血糖不稳定的患者及睡前打胰岛素的患者应注意加餐，减少餐后血糖波动，预防低血糖的发生。进餐时要细嚼慢咽，注意调整进餐顺序，按照蔬菜-肉类-主食的顺序进餐，有利于短期和长期血糖控制。规律起居，不熬夜，保证充足睡眠。

八、注重自我管理，定期监测血糖

糖尿病患者的自我管理行为水平会直接或间接影响血糖的控制。定期监测血糖有利于及时发现高血糖和低血糖。对于血糖不稳定的患者，应增加血糖监测频次，条件允许可通过电话或者网络咨询专业医务人员；病情严重者，应及时到医院就诊。

参考文献

1.葛声，张片红，马爱勤，等.《中国2型糖尿病膳食指南》及解读[J].营养学，2017，39（06）：521-529.

2.杨月欣，葛可佑.中国营养科学全书[M].第二版.北京：人民卫生出版社，2019.

3.中国营养学会.中国居民膳食指南（2016）[M].北京：人民卫生出版社，2016.

第七章

常见营养素及食材小贴士

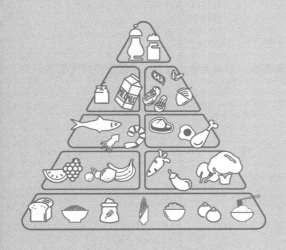

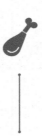

第一节
健康生命的物质基础——蛋白质

编写专家

李新莉　苏州大学医学部公共卫生学院营养与食品卫生系

审核专家

孙桂菊　中国营养学会常务理事、东南大学公共卫生学院营养与食品卫
生系主任

蛋白质与我们的健康息息相关，而且膳食来源丰富。

说起蛋白质，你脑海中最先浮现出的是什么？

你可能很熟悉蛋白质这个名词，可是，你真的了解蛋白质吗？

一、认识蛋白质

对生物化学家来说，蛋白质是由20种氨基酸，按照一定的排列顺序组成的一条长链，即多肽链。多肽链中的这些氨基酸"手拉手"，通过脱水缩合的方式组合在一起，再经过盘曲折叠形成具有一定空间结构的物质。

厨师眼中的蛋白质则是猪肉、牛肉、羊肉、鸡肉、鸭肉、鹅肉、鸡蛋、牛奶等各种各样的烹调食材。

而对于我们人体来说，蛋白质是一切生命的物质基础，人体的一切生命活动本质上是蛋白质功能的体现，所以，没有蛋白质就没有生命。

蛋白质是人体不可缺少的结构成分。机体的肌肉、心脏、肝脏、肾脏等组织和器官含有大量蛋白质；我们人体的骨骼和牙齿中含有大量胶原蛋白；指（趾）甲中含有角蛋白。

二、蛋白质的功能

蛋白质是参与构成人体各种重要组织和器官的生理活性物质。

人体蛋白质处于动态平衡状态，每天都会进行更新代谢。我们吃的食物中含有的蛋白质，不能被人体直接吸收，需要经过胃、小肠中消化酶的消化，被水解成氨基酸后由机体吸收。然后通过血液循环将其送到身体的各种组织中去，在体内合成各种蛋白质，用于机体组织的构建及受损组织的修补。

在这个过程中，帮助人体消化食物的消化酶，血液循环中参与氨基酸转运的载体都是蛋白质；胰岛素、甲状腺素、生长激素等激素是蛋白质；可以抵御外来微生物及其他有害物质的入侵，调节机体的免疫功能的抗体也是蛋白质。

除此之外，维持机体的体液平衡、血液凝固、视觉形成、人体的运动等过程都与蛋白质有关。而且，蛋白质也是人体生命活动所需能量的提供者。

蛋白质摄入不足会影响体内蛋白质的更新，导致生长发育迟缓、抵抗力下降、体重减轻、疲劳乏力、伤口不易愈合、水肿等，严重不足时会引发慢性消耗性疾病。

虽然蛋白质有很重要的生物学功能，但由于人体不存储蛋白质，蛋白质摄入过量时，过多的蛋白质分解代谢，这个过程需要大量的水分，产生的氮等代谢产物通过尿液排泄，从而加重肾脏的负担。

三、蛋白质的食物来源

蛋白质有如此重要的作用，那么，哪些食物可以为我们提供蛋白质？

实际上，人体所需的蛋白质广泛存在于动植物性食物中。但是，不同食物来源的蛋白质，在营养价值上存在差异，特别是必需氨基酸的种类、数量和比例不同。

奶类、蛋类、肉类、水产品等动物性食物来源的蛋白质，必需氨基酸种类齐全，数量充足，比例合适，营养价值比较高。摄入过多的动物性食物来源的蛋白质，也会摄入较多的脂肪和胆固醇，影响血脂水平以及导致体重的增加。

同时，由于动物性来源的蛋白质含硫氨基酸高，过多摄入会加速骨骼钙的丢失，产生骨质疏松；过多动物蛋白质的摄入与结肠癌、乳腺癌、肾癌、胰腺癌、前列腺癌的发病有正相关关系。

大豆蛋白也是非常优质的蛋白质，其对健康的益处越来越被认可。

大麦、小麦等谷物中含有的蛋白质，各种必需氨基酸种类同样齐全，但由于相互比例不合适，有的过多，有的过少，属于氨基酸组成不平衡的蛋白质食物。

玉米、动物结缔组织和肉皮中的蛋白质，所含必需氨基酸种类不全，蛋白质的营养价值较低。

因此，日常膳食应注意选择优质蛋白质丰富的食物，还要注意蛋白质的搭配。

四、蛋白质的推荐摄入量

《中国居民膳食营养素参考摄入量（2013版）》建议我国成人膳食蛋白质的参考推荐摄入量为1克/（千克❶•天），对于成年男性，每天可摄入蛋白质65克，成年女性每天可摄入55克。

根据《中国居民膳食指南》（2016）的推荐，每人每天应摄入富含蛋白质的畜禽肉类40～75克、水产品40～75克、蛋类40～75克，大豆和坚果类25～35克，奶及奶制品300克。

了解蛋白质，重视蛋白质的补充，从每日每餐做起。

---

❶ 为体重。

第二节
补钙——一场持久战

编写专家

赵　艳　哈尔滨医科大学教授

审核专家

孙桂菊　中国营养学会常务理事、东南大学公共卫生学院营养与食品卫

生系主任

钙是人体含量最多的矿物质，占成人体重的1.5%～
2.0%，其中约99%集中在骨骼和牙齿中，其余1%分布
于软组织、细胞外液和血液中。

钙在体内发挥多种重要的生理功能，与我们人体的
健康密切相关，因而人们对其高度关注。然而，有些人
虽然认识到钙的重要性，但对钙的认知还缺乏一定的科
学性。

一、钙的生理功能

1.构成骨骼和牙齿的成分

人体骨骼和牙齿中无机物的主要成分是钙的磷酸
盐，多以羟磷灰石或磷酸钙的形式存在。钙缺乏主要影
响骨骼与牙齿的发育。婴幼儿及儿童长期钙缺乏和维
生素D摄入不足可导致生长发育迟缓，骨软化、骨骼变
形，严重缺乏者可导致佝偻病；成人钙缺乏易引起骨软
化、骨质疏松症和龋齿。

2.维持神经和肌肉的活动

钙可调节离子通透性，参与神经递质的释放，维持

正常的神经肌肉兴奋性、神经冲动传导及心脏搏动等。

体内缺钙时，可引起神经的兴奋性增高，导致抽搐、婴儿手足抽搐症、喉痉挛、失眠、乏力、食欲不振、夜啼、烦躁、多汗。

3.维持细胞膜的通透性及完整性

钙是细胞内重要的"第二信使"。在细胞受到刺激后，胞浆内钙离子浓度升高，引起细胞的系列反应，如基因表达调控、腺体分泌、细胞增殖分化、神经递质释放等。

很多过敏性疾病，如哮喘、荨麻疹、湿疹都与缺钙有关。

4.参与血液凝固

钙参与几种凝血因子的生成，促进凝血过程。还可以直接促进血小板的释放，促进血小板介导的凝血过程。

5.调节免疫作用

钙可以促进吞噬细胞的吞噬过程，有增加机体免疫力的作用。

二、钙稳态的调节

体内骨骼中的钙与软组织、细胞外液和血液保持着相对的动态平衡，机体主要通过甲状旁腺激素、降钙素和 $1,25\text{-}(OH)_2\text{-}D_3$ 来调节钙稳态。

钙稳态的维持是机体各种生理功能活动的基础。

三、我国居民的钙摄入水平

2010—2012年中国居民营养与健康状况监测结果显示，我国城乡居民平均每日钙摄入量为364.3毫克，相当于推荐摄入量的45.5%，其中60岁以上老年人每日摄入量为344.2毫克。

我国居民普遍缺钙的主要原因是膳食钙摄入不足。我国居民以植物性食物为主，钙含量较低，且存在许多干扰钙吸收的因素，如植酸、草酸、膳食纤维等成分都会抑制钙在肠道的吸收。而钙含量高且易于吸收的乳及乳制品类食物，在我国尤其是成年人中摄入量较低。

此外，婴幼儿、儿童、青少年、孕妇、乳母等特殊生理阶段的人群对钙的需要量增加，如未及时补充亦可引起钙缺乏。

四、钙的推荐摄入量

《中国居民膳食营养素参考摄入量（2013版）》建议我国成人钙的推荐摄入量为每天800毫克，儿童、青少年推荐适当增加，50岁以上人群和孕中期、晚期和乳母为每天1000毫克；成人可耐受最高摄入量为每天2000毫克。

五、膳食补充钙的建议

对于一般人群而言，均衡搭配、合理膳食是钙最直接也是最经济实惠的来源。不同食物钙的含量差异较大，应当按其钙含量和生物利用率进行综合评价。

乳及乳制品不仅钙含量高（表1），钙吸收率也高，故其生物利用率较高。因此，养成每天饮奶的习惯，是补充钙的最佳选择。每日食用300克的乳及乳制品（含钙300毫克左右），加上从其他食物中摄取的钙，才有可能满足机体一天的需求。对于乳糖不耐受的人群，可适量食用酸乳。

表1　常见食物的钙含量

单位：毫克/100克

食物	含量	食物	含量	食物	含量	食物	含量
牛乳粉（多维奶粉）	1797	黑大豆	224	酸奶	118	大白菜	45
豆腐干（小香干）	1019	海蟹	208	豆腐（南）	116	草鱼	38
虾皮	991	黄豆	191	牛乳（鲜）	104	馒头（蒸，标粉）	18
芝麻（黑）	780	苋菜（青绿）	187	芸豆（鲜）	88	豆浆	10
奶豆腐（鲜）	597	鲜扇贝	142	大黄鱼	53	米饭	7
河虾	325	豆腐（北）	138	葡萄干	52	牛肉（后腿）	7
大头菜（佛手疙瘩）	257	牡蛎	131	鸡蛋（白皮）	48	葡萄	5

菠菜、荠菜、苋菜、苜蓿等深色蔬菜的钙含量也很

丰富，但因为含有植酸盐、草酸盐和膳食纤维等成分，影响钙的吸收，导致其生物利用率低，所以合理烹调后才能作为钙的良好来源。

适量摄入虾、鱼、贝、紫菜、木耳、黑芝麻、豆制品等食物，它们也是钙的良好来源。

儿童、青少年和老年人在补充钙的同时，还应当增加维生素D的摄取或适当晒太阳，促进钙的吸收。

浓茶、浓咖啡、酒精等摄入过多会抑制钙的吸收，应适当减少这类食物的摄入。

骨头汤不能补钙。因为在烹煮过程中骨中沉积的大量钙盐很难析出，饮用骨头汤只吸收了少量的钙。如果在烹调时适量加入醋，会有助于骨中钙的溶出。

对于膳食不能满足钙需要或对钙有特殊需要的人群，可根据需要适当选择钙补充剂。

补钙是一场持久战，日常生活的坚持与预防才是根本。想要补足钙，留住钙，远离骨质疏松，一点一滴的积累最关键。切记不要病急乱投医，盲目补钙。

过量摄入钙也可能产生不良影响，如高钙血症、高钙尿、血管和软组织钙化、肾结石相对危险性增加等。

第三节
预防贫血——除了铁还有铜

编写专家

陈继华　中南大学营养与食品卫生学系副主任

审核专家

孙桂菊　中国营养学会常务理事、东南大学公共卫生学院营养与食品卫

生系主任

科学补铁能预防贫血已成为大家所熟知的营养知识。其实还有和铁具有同样预防贫血功能的另外一种金属元素——铜。铜也很重要，它还是人体不可缺少的微量元素之一。

一、关于人体内的铜元素

科学家最初认识生物体内的铜是在1878年从章鱼血中分离出了一种含铜的蛋白质——铜蓝蛋白。之后学者们发现铜参与了铜蛋白和多种酶的构成，铜也依靠这些含铜的蛋白质和酶在人体中发挥生理作用。

铜参与铁的代谢和红细胞生成。铜缺乏时红细胞生成障碍，可产生短寿命的异常红细胞，表现为缺铜性贫血。正常骨髓细胞的形成也需要铜，铜缺乏引起线粒体中细胞色素C氧化酶活性下降，可引起贫血。可见铜能维持我们人体的正常造血功能。

除此之外，铜还可以促进结缔组织中胶原蛋白和弹性蛋白的交联，完善我们的皮肤、骨骼形成、骨矿化、心脏和血管系统。

铜的缺乏可导致脑组织萎缩、灰质和白质变性、神经元减少、神经发育停滞、运动障碍等，适量的铜能维护中枢神经系统的健康。

铜还可以促进正常黑色素形成及维护毛发的正常结构。铜缺乏可引起毛发脱色，俗称白化病。同时毛发角质化出现具有铜丝样头发的卷发症。铜蓝蛋白是体内几种自由基的清除剂，在机体发挥抗氧化作用。

由此可见，铜的缺乏可引起缺铜性贫血、心血管受损、中枢神经受损、结缔组织功能和骨骼健康受损等，其对我们人体的健康发挥着重要的作用。

二、补充铜元素建议

铜广泛存在于各种食物中，牡蛎等贝类海产品、坚果是铜的良好来源，动物的肝、肾，谷物胚芽部分、豆类次之，奶类和蔬菜含量低。

植物性食物中铜含量还受土壤中铜含量的影响。

《中国居民膳食营养素参考摄入量（2013版）》建议我国成人每天摄入0.8毫克，可耐受最高摄入量是每天8

毫克。由于人体自身调节机制，铜中毒在人体中较为少见，急性铜中毒偶见于误食铜盐、食用铜污染的食物或饮料。

在普通膳食中，天然食品如谷类、肉类和鱼类等可以提供50%的铜摄入量。

但在生活中，一些富含铜的动物性食物往往是冻藏在冰箱中，食用前解冻再加工食用。冻藏期间动物性食物中的各类营养素损失不大，但在解冻时食物的渗出物质会造成营养素的损失，特别是B族维生素和矿物质，这其中也包括铜。植物性食物的加工也会降低铜的含量。

机体对铜的吸收受多种因素的影响，如植物性食物中铜的吸收率约为33.8%，动物性食物中铜的吸收率约为41.2%。

此外，过高的锌、钼、维生素C、蔗糖和果糖等营养素的摄入量对铜的吸收利用均可能产生影响。

铜在我们机体中虽然微量，但不可缺少。

正确认识人体对铜的需要，科学合理地选择食物及加工方式，对铜的合理摄入都有着非常重要的意义。

第四节
碘盐和非碘盐，不同人群不同选择

编写专家

任向楠　北京市营养源研究所副教授、中国疾病预防控制中心营养专业

博士、清华大学生命分析化学专业博士后

审核专家

孙桂菊　中国营养学会常务理事、东南大学公共卫生学院营养与食品卫

生系主任

一、碘的前世今生

19世纪初，法国科学家从海藻灰中发现了碘。

19世纪末，从甲状腺中分离出了碘。

20世纪初，发现甲状腺肿是由碘缺乏引起。

20世纪中，瑞士和美国开始采用食盐强化碘。

1995年，我国开始实施食盐加碘。

很多年前碘在自然界是处于平衡的状态。海水是一个大的碘库，通过蒸发、降水到达陆地，再通过陆地降水回到海水中。后来地壳运动和植被破坏使得碘在自然界的分布变得不均匀，地势高的地区的土壤和水中的碘含量低，地势低的地区土壤和水中的碘含量高。

二、碘元素的特点

碘是一种微量元素，具有生物地球化学性。碘的缺乏或过量一般与地域有关。

我们从食物中能获得80% ～ 90%的碘，饮水能获得10% ～ 20%的碘，空气中能获得5%的碘。

三、碘对人体的重要作用

　　碘的生理功能首先是参与甲状腺激素的合成。甲状腺激素是人体内非常重要的一个激素，它有很多重要作用。

　　碘的功能都是通过甲状腺激素的功能而体现的，包括促进体格发育和脑发育。从妊娠开始至2岁是脑发育的关键期。从刚怀孕时一个肉眼不可见的细胞到出生时身高50厘米、一岁75厘米、两岁90厘米。出生时的脑容量占成人25%，两岁时脑容量能达到成人70%。所以碘营养状况在生命早期1000天特别重要。甲状腺激素还能促进物质的分解代谢，产生能量，影响基础代谢率，从而增强能量代谢。

四、碘缺乏与过量的危害

　　碘的缺乏分为轻、中、重三个级别。根据缺碘时机体所处发育时期，分为胎儿期、新生儿期、儿童期和成年期。

　　胎儿期缺碘会造成流产，死胎，先天畸形，出生后死亡率高，神经运动功能发育落后，胎儿甲状腺功能减退以及影响到体格和脑的发育所造成的克汀病，即呆小症。

新生儿期缺碘会造成新生儿甲状腺功能减退和新生儿甲状腺肿。

儿童期缺碘会造成甲状腺肿、青春期甲状腺功能减退、亚临床型克汀病、智力和体格发育障碍、单纯聋哑。

成年期碘缺乏会造成甲状腺肿、甲状腺功能减退、智力障碍。

碘过量会导致高碘性甲状腺肿、碘性甲亢。甲状腺肿肉眼所见的症状就是大脖子，俗称"瘿"。

五、碘的推荐摄入量及食物来源

- 健康成年人碘的推荐摄入量是每天120微克
- 孕妇碘的推荐摄入量是每天230微克
- 乳母碘的推荐摄入量是每天240微克

目前我国加碘食盐中碘含量的平均水平是20～30

微克/克，按每天小于5克的食盐摄入，对于成人从碘盐中获得碘是达到标准的，但对于孕妇和乳母，除了碘盐还要额外增加摄入一些海产品。

海产品碘含量大于陆地食物。海带、紫菜、发菜、淡菜、海参、干贝、海鱼、海虾、蚶等含碘丰富。动物性食物碘含量大于植物性食物，蛋、奶含碘量较高，肉类次之。

是否要吃加碘盐，要结合自身的碘摄入情况来决定。

土壤和水中的碘元素会富集在植物中，植物中的碘元素会富集在动物中，动物中的碘元素会富集在人体内。

除了居住在水源性高碘地区的居民，不食用加碘食盐外，其他居民都应食用加碘食盐。重要的是要降低食盐摄入量，进入"5G"新时代。

一旦出现甲状腺肿要及时就医，弄清楚是高碘还是碘缺乏造成的，切莫过度补碘。

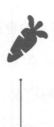

第五节
新型冠状病毒时期蔬菜食用
方法——实践篇

编写专家

黄　磊　原北京市疾病预防控制中心主任医师、注册营养师、北京营养
　　　　师协会副理事长

抗击新型冠状病毒疫情，诸多专家已明言：合理膳食与营养是综合防治新型冠状病毒感染的重要支持性措施。

其实，对于每个人来讲，平衡的膳食模式是保障营养充足的基础，对于维护和促进健康都至关重要。

蔬菜是每天膳食中应包含的五大类食物之一。实现均衡膳食，好好吃菜就很关键。

一、每日蔬菜数量和比例

① 保证每天5种以上蔬菜，总摄入量达到300～500克。

② 每天的蔬菜中深色蔬菜应该占一半。

③ 餐餐都要有蔬菜，在一餐的食物中蔬菜的质量大约占1/2。

二、每日蔬菜餐单

如何做能达到以上要求？以一日餐单为例。

① 选择两种深绿色叶菜分别做中餐、晚餐的主菜。

如：清炒芥蓝、蒜蓉苋菜。

② 至少有一个菜是几种不同蔬菜的混合菜。

如：素三丝（胡萝卜、绿豆芽、青椒，也可以是别的种类或颜色的三种蔬菜）、番茄炒菜花。

③用清淡的汤菜佐餐。

最好能加一些香菇、紫菜或裙带菜，兼顾营养和口味。

如：番茄、黄瓜、紫菜汤（可以甩蛋花），白萝卜、胡萝卜、紫菜汤（可以加瘦肉或丸子）。

三、通过蔬菜提高免疫力常见问题解答

1.对于平衡膳食，蔬菜类食物是必需的吗？

平衡的膳食模式是保障营养充足的基础，对于维护和促进健康都至关重要。蔬菜类食物是人类需要的基本食物之一，是构成均衡膳食的重要部分。是β-胡萝卜素、维生素C、叶酸、钙、镁、钾的良好来源。

每天的膳食应包括谷薯类、蔬菜水果类、禽畜鱼蛋奶类、大豆坚果类等食物。

2.蔬菜类食物也要多样化么？

当然。

蔬菜有很多种类，包括叶菜类、根茎类、瓜茄类、鲜豆类、水生类，还有菌藻类也可以作为蔬菜食用。每

类蔬菜各有其营养特点，如表2。

表2 不同种类蔬菜营养特点举例

蔬菜种类	营养素及植物化学物
嫩茎、叶、花类	β-胡萝卜素、维生素C、维生素B_2、矿物质、叶绿素
十字花科类	异硫氰酸酯
菌藻类	蛋白质、β-胡萝卜素及铁、锌、硒等矿物质，多糖。海产藻类还富含碘

蔬菜还有一个特点：它是膳食纤维的重要来源。品种及食用部位不同，膳食纤维含量也不同。

3.《中国居民膳食指南》（2016）中，吃蔬菜有哪些基本要求？

要做到餐餐有蔬菜。

同时做到：按质量，每天应吃300克到500克；按种类，每天应吃5种以上，并从不同种类的蔬菜中选择。

这里需要特别提醒的是保证深色蔬菜的摄入量要达到蔬菜质量的二分之一。

深色蔬菜是指深绿色、红色、橘红色和紫红色蔬菜。深色蔬菜的营养价值一般优于浅色蔬菜，富含胡萝卜素类物质，是维生素A的主要食物来源。深色蔬菜中维生素B_2、维生素C含量均较高，而且还含有更多的植物化合物。

叶菜类具有独特优势是因为受光合作用的影响，叶菜类的维生素含量一般高于根茎类和瓜菜类。

4.不同人群的蔬菜摄入量有差别吗？

有。

不同年龄的人群，生理状况与营养需求不同，胃容量及消化能力也不同，对应的能量需要水平不同，其中对蔬菜的摄入量需求也是不同的，具体见表3、图4。

表3　不同人群蔬菜建议摄入量

蔬菜食用量	幼儿/岁		儿童少年/岁			成人/岁	
	2～	4～	7～	11～	14～	18～	65～
克/日	200～500	250～300	300	400～450	450～500	300～500	300～450
每日份数[①]	2～2.5	2.5～3	3	4～4.5	4.5～5	3～5	3～4.5

① 通常以嫩叶茎类为参考，每100克为一份，提供的能量在15千卡[❶]到35千卡之间。

————————

❶ 1卡＝4.1868焦。

种类	示意图		
	100g（生）	100g（生）	100g（熟）
油菜	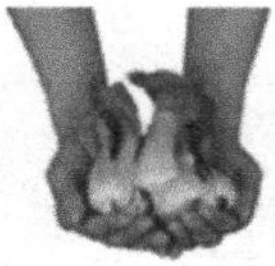	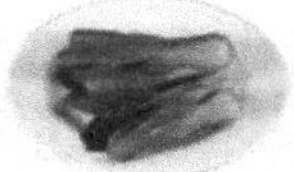	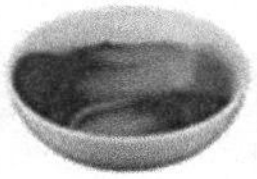
菠菜	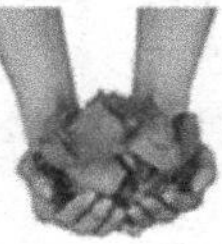	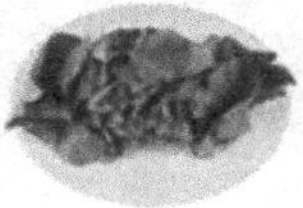	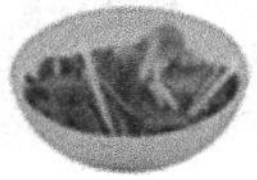

图4 蔬菜标准份及示意举例

5.蔬菜类食物对膳食营养有哪些贡献？

蔬菜类食物能量低，能提供丰富维生素、矿物质等营养素，富含膳食纤维，还是植物化学物的良好来源。

在膳食中，蔬菜对膳食营养贡献率最为突出的是维生素C、维生素A（β-胡萝卜素）、钾、镁和叶酸。

第六节
西蓝花——蔬菜界的"蔬菜之王"

编写专家

单毓娟　温州医科大学公共卫生与管理学院教授

审核专家

孙桂菊　中国营养学会常务理事、东南大学公共卫生学院营养与食品卫

生系主任

一、西蓝花简介

俗称绿菜花，是老百姓餐桌上常见的一种十字花科蔬菜。西蓝花不仅富含膳食纤维、多种维生素（维生素A、维生素B_2、叶酸、维生素C、维生素E和维生素K）和矿物质（钙、磷、硒、锌、铁），还含有多种生物活性成分，其中含量最多也最为独特的是莱菔硫烷（sulforaphane，SFN）。

因此，西蓝花在蔬菜界享有"蔬菜之王"的美誉。

二、莱菔硫烷及其生物学功能

营养学上，莱菔硫烷属于异硫氰酸酯类（isothiocyanates，ITCs）植物化学物。存在于食物中的异硫氰酸酯有二十几种，含量较高的三种蔬菜是豌豆苗、芥菜、西蓝花。

莱菔硫烷在西蓝花中含量最高，其结构中含有一个独特的巯基，使其具有更活跃的化学性质，被认为是最有开发潜力的一种抗癌剂。

近30年来对莱菔硫烷的研究表明，莱菔硫烷具有代谢解毒、抗氧化、抗菌、增强免疫和抗炎等多种生物学活性，在癌症、心脑血管疾病、肥胖以及精神神经类疾病中都可能具有很好的防治作用。

富含莱菔硫烷的补充剂多是从西蓝花籽苗中提取制备的。近年来国内公司也陆续生产了类似的片剂或者功能饮料。下面就简要介绍一下莱菔硫烷的功能。

1.代谢解毒

这是莱菔硫烷最早、最经典的一个功能。

我们知道，肝脏是一个解毒器官，大家每天摄入的各种食物（本质上是各种化学物），都需要经过肝脏的代谢解毒。

肝脏怎么解毒呢？就是依赖肝脏中含有的多种Ⅱ相解毒酶。莱菔硫烷是非常强的Ⅱ相解毒酶诱导剂。

通过该作用，可以促进毒物从体内的排出。因此，经常食用烧烤类或油炸类食物的人群，建议多多摄入西蓝花或者其他十字花科蔬菜，对提高肝脏的解毒功能非常有好处。

2.抗氧化

我们的身体内每天都会由于各种代谢反应产生很多自由基。不健康的生活方式如熬夜、久坐以及来自环境中的辐射因素等，均会诱发自由基的产生。

这些自由基如不能被及时清除，将引起机体的氧化性损伤，危害健康。因此，增强抗氧化功能对于提高机体的防御能力、保护健康至关重要。

西蓝花不仅富含维生素E、维生素C、硒等抗氧化营养素，富含的莱菔硫烷也是一种很强的抗氧化剂，能激活体内两类强大的抗氧化系统，即谷胱甘肽系统和硫氧还蛋白系统，来清除身体中过多的氧化自由基。

3.抗菌

在日常生活中，机体经常会受到致病微生物的感染，特别是很多肠道致病菌的感染非常常见。这些感染不仅是引起消化道疾病的主要原因，长期慢性的感染还会引起炎症，成为肿瘤、糖尿病等的诱发因素。

莱菔硫烷能抑制幽门螺旋杆菌在胃部的定植，从而保护胃黏膜。其他一些异硫氰酸酯还能抑制艰难梭菌、产气荚膜梭菌和大肠埃希氏菌增殖。

4.提高免疫和抗炎

免疫力的提高可通过多种途径，如充足的睡眠、乐观的心态以及多样的运动。

但是，在膳食中增加相关食物摄入，将从根本上改善免疫功能。西蓝花中富含多种可提高免疫力的营养素，而且富含的莱菔硫烷能够增强机体的细胞免疫功能。

莱菔硫烷的抗炎效果较为突出，机体的炎症水平与免疫力息息相关。在抗击"新冠肺炎"时期，哈尔滨医科大学副校长、国家重点学科带头人、知名营养学家孙长颢教授曾撰文指出"低炎症指数食物"能够提高机体的免疫力，而西蓝花也是一种低炎症指数食物。

在饮食中多摄入西蓝花将有助于增强机体免疫力和改善炎症。

三、西蓝花烹调小贴士

西蓝花营养全面，又富含莱菔硫烷，应该成为老百姓餐桌上的"常客"。但是，在烹调西蓝花时，需要注意下列问题：

由于莱菔硫烷是以前体物形式存在于十字花科蔬菜中，需要在内源性黑芥子酶的作用下，产生莱菔硫烷。烹调温度过高、过久将使黑芥子酶的活性丧失，从而影响西蓝花的营养学功能。

因此，建议以凉拌方式食用西蓝花，蒸煮的时间控制在3分钟以内，这样能最大限度地保留西蓝花中的各种营养成分和莱菔硫烷。

第七节
茶——营养价值多

编写专家

马　啸　云南农业大学普洱茶学教育部重点实验室教授

审核专家

孙桂菊　中国营养学会常务理事、东南大学公共卫生学院营养与食品卫
　　　　生系主任

一、茶多酚简介

　　茶多酚是茶树重要的次生代谢产物，不仅对茶叶色泽、香味、品质形成具有重要作用，而且也是促进人体健康的重要成分之一。而在茶树中最重要的是以儿茶素为主体的黄烷醇类，含量占茶树多酚总量的70%～80%。

　　茶多酚（tea polyphenols）又称"茶鞣质""茶单宁"，是一类存在于茶树中的多元酚的混合物（如图5）。

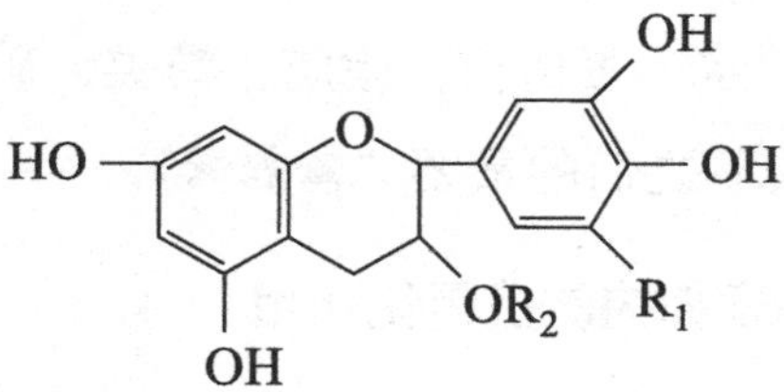

图5　茶多酚的化学结构

　　茶多酚总体分四类：儿茶素类；黄酮、黄酮醇类；

花青素、花白素类；酚酸及缩酚酸等。

除酚酸及缩酚酸外，其余主体结构均具有2-苯基苯并吡喃，统称类黄酮物质。

二、茶多酚的保健功效

研究发现，茶多酚具有多种保健功效，包括：抗氧化、抗菌、抗病毒、防癌抗癌、消炎、抗过敏、预防心血管疾病和调节免疫功能等。

茶多酚在人体内具有多种的保健功效，因此常常被人们看做继"水、蛋白质、脂肪、糖类、矿物质、维生素、膳食纤维"之后的重要"营养素"。

1.茶多酚在体内的抗氧化作用

正常人体内自由基处于一个动态平衡之中，一旦这个平衡被打破，就会危害人体，发生疾病。此时就需要外来的抗氧化剂来清除自由基，进而起到保护人体健康的作用。茶多酚在体内的抗氧化作用多指其对自由基的清除作用。

鲜茶叶中，茶多酚总量占鲜叶干物质总量的18% ～ 36%。研究发现，绿茶在冲泡3 ～ 5分钟后，茶多酚在水浸出物中的含量为26.6% ～ 33.3%。

有人对不同年份的生普洱茶茶多酚进行体内抗氧化作用研究，发现生普洱茶茶多酚具有较强的抗氧化作用，可清除体内与氧化作用有关的自由基，并且还可增加体内过氧化物歧化酶、谷胱甘肽的含量，降低对人体有害的氧化产物丙二醛的含量。

2.茶多酚在预防心血管疾病方面的作用

心血管疾病是严重危害人类健康的疾病，心血管疾病的发生与血浆中脂质关系密切。茶多酚能够通过抗炎、调节血脂水平、抑制低密度脂蛋白氧化修饰、改善内皮功能、保持斑块稳定性等不同途径有效预防动脉粥样硬化。

3.茶多酚在防癌抗癌方面的作用

研究表明，茶叶具有预防肿瘤的作用，而起主要作用的成分则是茶多酚。

茶多酚的防癌抗癌及抗突变的机理主要为：可诱导体内抗氧化酶活性，对癌基因的激活具有抑制作用；多酚及其产物可诱导肿瘤细胞的凋亡；多酚及其氧化产物可调节基因的表达，对肿瘤的转化、增生具有抑制作用。

茶多酚中，表没食子儿茶素没食子酸酯（EGCG）是生物活性最高的，也是含量最多的儿茶素类物质。其体外抗肿瘤活性已被证实，对癌细胞的侵袭和迁移具有抑制作用。

此外，通过对人肝癌细胞的研究，发现EGCG可抑制促血管生长因子的基质金属蛋白酶MMP-2和MMP-9的表达，这也进一步说明了EGCG对癌细胞的侵袭和迁移具有抑制作用。

近年来，随着人们对茶多酚功效研究的不断深入，发现茶多酚除了上述的几种功能外，还具有抗菌、消炎、抗肥胖和预防糖尿病等多种保健功效。

参考文献

1.邵晓林，龚淑英，张月玲.西湖龙井茶主要呈味物质浸出浓度与速率的研究[J].茶叶，2006（02）：92-96.

2.侯冬岩，回瑞华，刘晓媛，等.红茶茶多酚及抗氧化性能测定[J].食品科学，2005，26（08）：367-370.

3.周先容，赵欣，龙兴瑶，等.不同年份生普洱茶多酚体外抗氧化效果及对小鼠酒精性胃损伤的保护作用比较[J].食品工业科技，2019，40（12）：300-308.

4.Asgary S, Rastqar A, Keshvari M. Functional food and cardiovascular disease prevention and treatment:A review[J]. Journal of the American College of Nutrition, 2018, 37(5): 429-455.

5.张姝萍，王岳飞，徐平.茶多酚对动脉粥样硬化的预防作用与机理研究进展[J]. 茶叶科学，2019，39（3）：231-246.

6.Patricia Q-F, JhonatanT-Q, SaraP-G, et al. Effect of green tea extract on arterial stiffness, lipid profile and sRAGE in patients with type 2 diabetes mellitus: a randomised, double-blind, placebo-controlled trial[J]. International journal of food sciences and nutrition, 2019, 70(8): 977-985.

7.Mao X, Xiao X, Chen D, et al. Tea and Its components prevent cancer: A review of the redox-related mechanism[J]. International journal of molecular sciences, 2019, 20(21): 5249.

8.田梦秋，刘坚，郑家法. 茶多酚对人喉鳞癌细胞株 Hep-2 增殖，凋亡的影响及其机制探讨[J]. 山东医药，2016，56（15）：27-29.

9.Sabry D, Abdelaleem O O, Ali A M E A, et al. Anti-proliferative and anti-apoptotic potential effects of epigallocatechin-3-gallate and/or metformin on hepatocellular carcinoma cells: in vitro study[J]. Molecular biology reports, 2019, 46(2): 2039-2047.

10.Farabegoli F, Govoni M, Spisni E, et al. Epigallocatechin-3-gallate and 6-OH-11-O-Hydroxyphenanthrene limit BE (2)-C neuroblastoma cell growth and neurosphere formation in vitro[J]. Nutrients, 2018, 10(9): 1141.

11.杨海伦，刘小香，朱军莉，等.茶多酚的抗菌特性研究进展[J].食品工业科技，2015，36（21）：385-389.

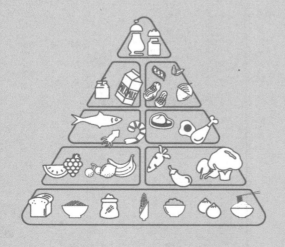

附录❶

关于防治新型冠状病毒肺炎的营养建议

---

❶ 由中国营养学会临床营养分会组织撰写。

编写组专家

陈　伟　中国营养学会临床营养分会主任委员、中国医学科学院北京协

　　　　和医院临床营养科副主任

刘景芳　中国营养学会临床营养分会副主任委员、复旦大学附属华山医

　　　　院临床营养科主任

刘英华　中国营养学会临床营养分会副主任委员、解放军总医院第一医

　　　　学中心营养科主任

张片红　中国营养学会临床营养分会副主任委员、浙江大学医学院附属

　　　　第二医院营养科主任

张　谦　中国营养学会临床营养分会副主任委员、首都医科大学附属北

　　　　京同仁医院临床营养科主任

姚　颖　中国营养学会临床营养分会副主任委员、华中医科大学同济医

　　　　学院附属同济医院临床营养科主任

目前正处于围堵新型冠状病毒的关键时期，人人健康决定了当前防控工作的效果和疫情发展走向。除了个人预防和医疗药物外，合理营养膳食是患者改善个人营养状况、增强抵抗力并可能改善疾病预后的重要环节。中国营养学会临床营养分会综合营养专家意见，提出以下营养建议。

一、普通型或康复期的膳食管理

坚持合理膳食，通过均衡营养提高自身抵抗力。参照中国营养学会发布的《中国居民膳食指南》(2016)，开出营养"处方"。在目前的特殊情况下，一般人群也适用以下条目。

① 谷薯类食物要保证，每天应摄入250～400克，包括大米、小麦、玉米、荞麦、红薯、马铃薯等。

② 优质蛋白质类食物要充足，包括瘦肉类、鱼、虾、蛋等，每日150～200克蛋白质食物，奶类、大豆

类食物要多选，坚持每天一个鸡蛋。

③ 多吃新鲜蔬菜和水果，每天超过5种，最好500克以上。其中一半为深色蔬果类。

④ 适量增加优质脂肪摄入，包括烹调用富含n-9脂肪酸的植物油和硬果类多油性食品如花生、核桃等，总脂肪供能比达到膳食总能量25%～30%。

⑤ 保证充足饮水量，每天1500～2000毫升。多次少量、有效饮水。可以饮温开水或淡茶水。饭前饭后菜汤、鱼汤、鸡汤等也是不错选择。

⑥ 不要接触、购买和食用野生动物；注意厨房食物处理生熟分开，动物食物要烧熟、煮透；家庭用餐，实行分餐制或使用公勺公筷等措施，避免与家人相互传染；禁烟酒，避免辛辣刺激食物。

⑦ 新鲜蔬菜、水果以及坚果等植物食物中富含B族维生素、维生素C、维生素E等，具有较强的抗氧化、调节免疫作用，应注意补充。也可适量添加营养素补充剂。

⑧ 大豆及制品、蘑菇类食物、枸杞、黄芪等食物中含有黄酮、甜菜碱等抗氧化物质，瘦牛、羊肉中含有丰

富的蛋白质、左旋肉碱，都有助于增强抵抗力。

⑨ 食欲较差、进食不足者，应注意补充B族维生素和维生素C、维生素A、维生素D等微量营养素。

⑩ 保持适量户外活动（不参加集体活动），增加光照时间。

二、重症型的营养治疗

重症型患者常伴有食欲下降，进食不足，使原本较弱的抵抗力更加"雪上加霜"，为此提出五条营养治疗原则。

① 流质食物更利于吞咽和消化。

② 少量多餐，每日6～7次的流质食物，以蛋、豆腐、奶制品、果汁、蔬菜汁、米粉等食材为主。

③ 如未能达到营养需求，可借助肠内营养制剂（特殊医学用途配方食品）来补充不足。

④ 对于危重症型患者无法正常经口进食，可放置鼻胃管或鼻空肠管，应用重力滴注或肠内营养输注泵泵入营养液。对于严重胃肠道功能障碍的患者，需采用肠外

营养以保持基本营养需求。在早期阶段推荐允许性低热卡方案，达到营养摄入量的60%～80%，病情减轻后再逐步补充能量及营养素达到全量。

⑤ 病情逐渐缓解的过程中，可摄入半流质状态、易于咀嚼和消化的食物。少量多餐，每日5～6餐，补充足量优质蛋白质。随病情好转逐步向普通饮食过渡。